Preparándome para mi Cirugía ocular

Libro sobre cirugía ocular para niños
—preparación y recuperación

Este libro pertenece a:

_____

Escrito por Dr. Fei Zheng-Ward   Ilustrado por Moch. Fajar Shobaru

Traducido al español por Benjamin Sanabria Azurduy

Derechos de autor © 2025 Fei Zheng-Ward

Todos los derechos están reservados. Publicado por Fei Zheng-Ward, un sello de FZWbooks. Ninguna parte de este libro puede copiarse, reproducirse, grabarse, transmitirse o almacenarse por ningún medio o forma, electrónica o mecánica, sin obtener el permiso previo por escrito del propietario de los derechos de autor.

Identificadores: ISBN 979-8-89318-105-0 (libro electronico)
ISBN 979-8-89318-106-7 (libro de bolsillo)

¿Te has dado cuenta de que las personas tienen diferentes colores de ojos?

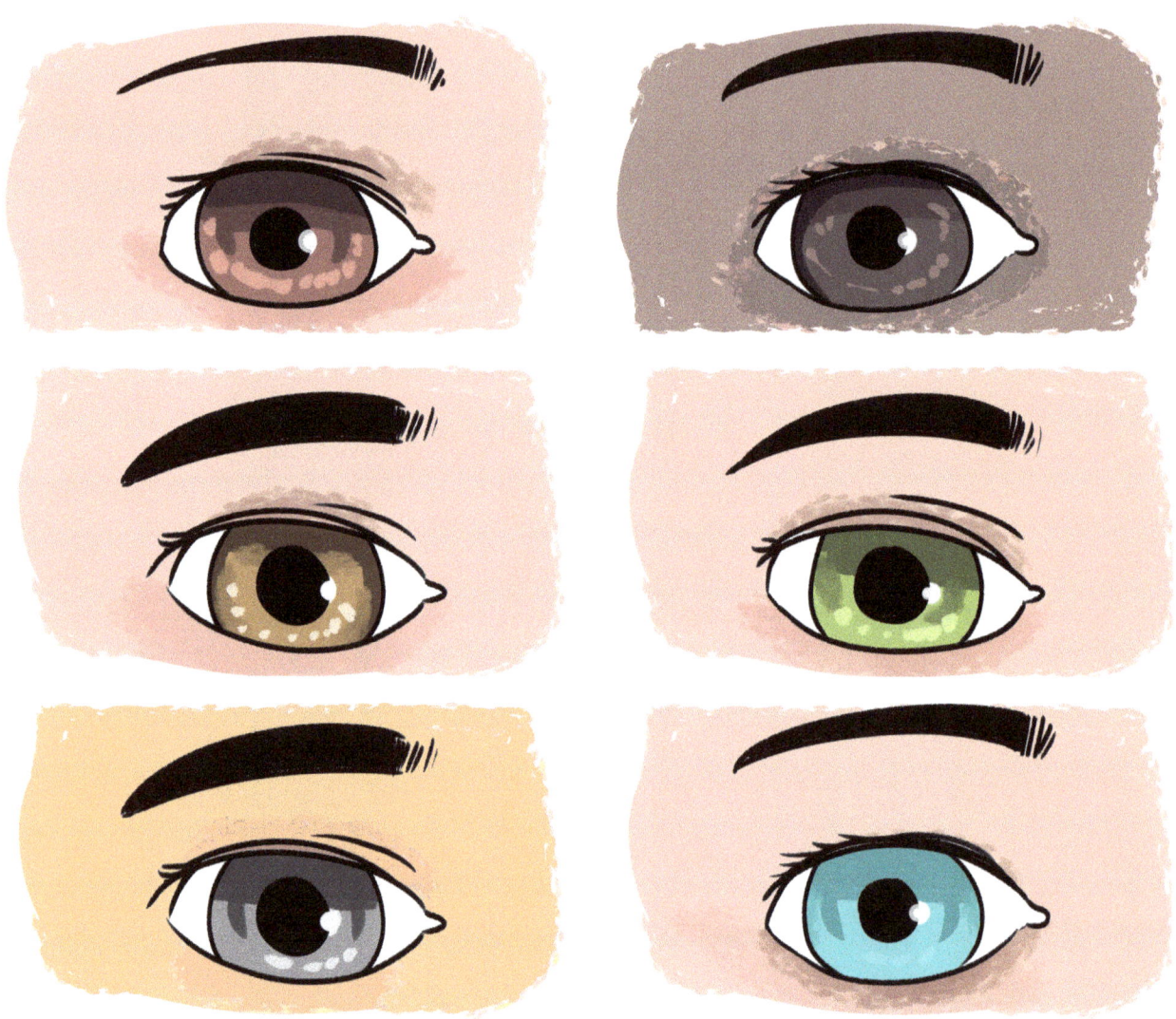

¿Cuál es el color de tus ojos?

Encierra en un círculo tu respuesta a continuación:

Marrón   Avellana   Azul   Ámbar   Gris   Verde   Otro

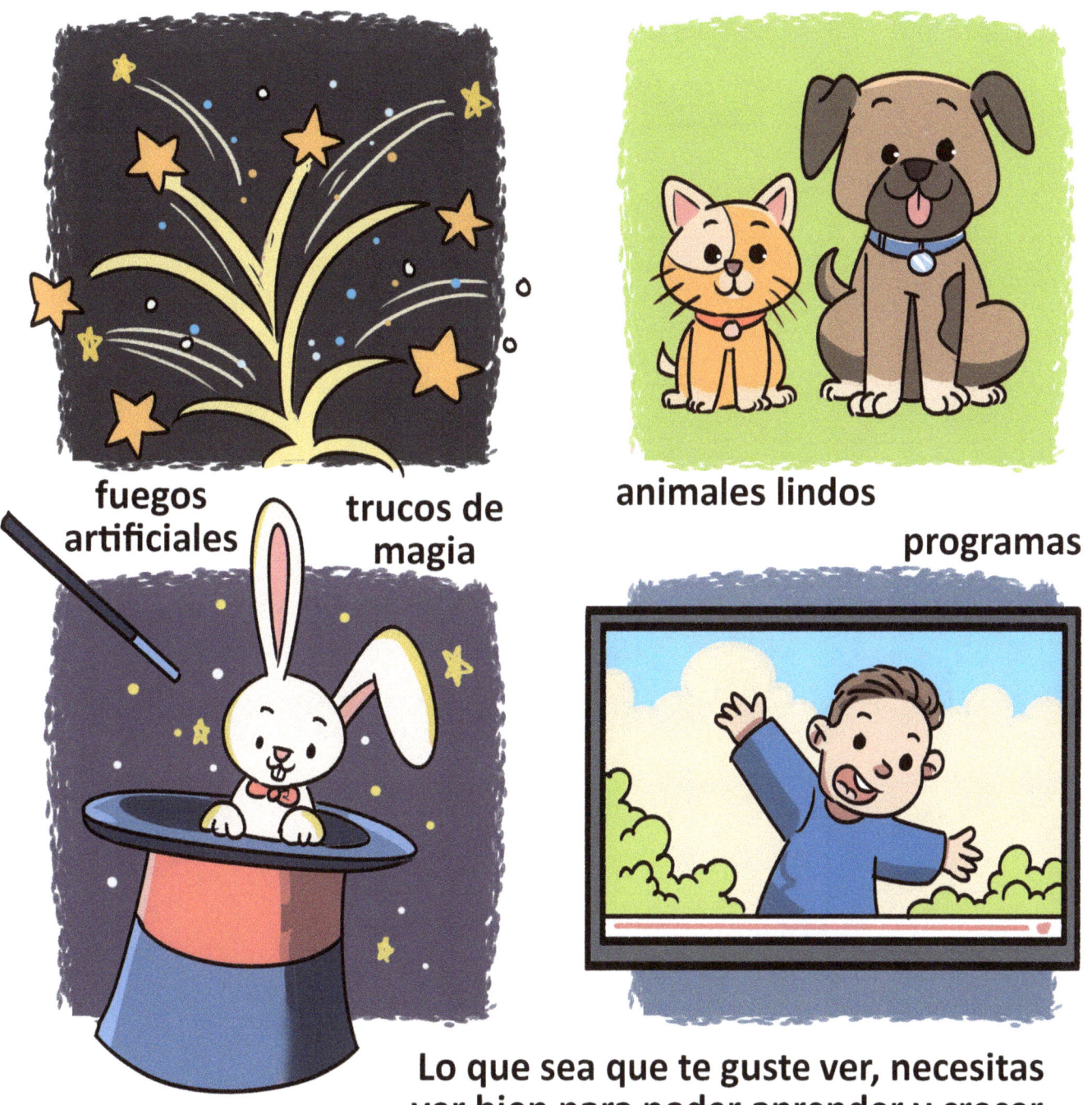

Cada ojo tiene diferentes partes.

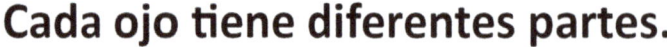

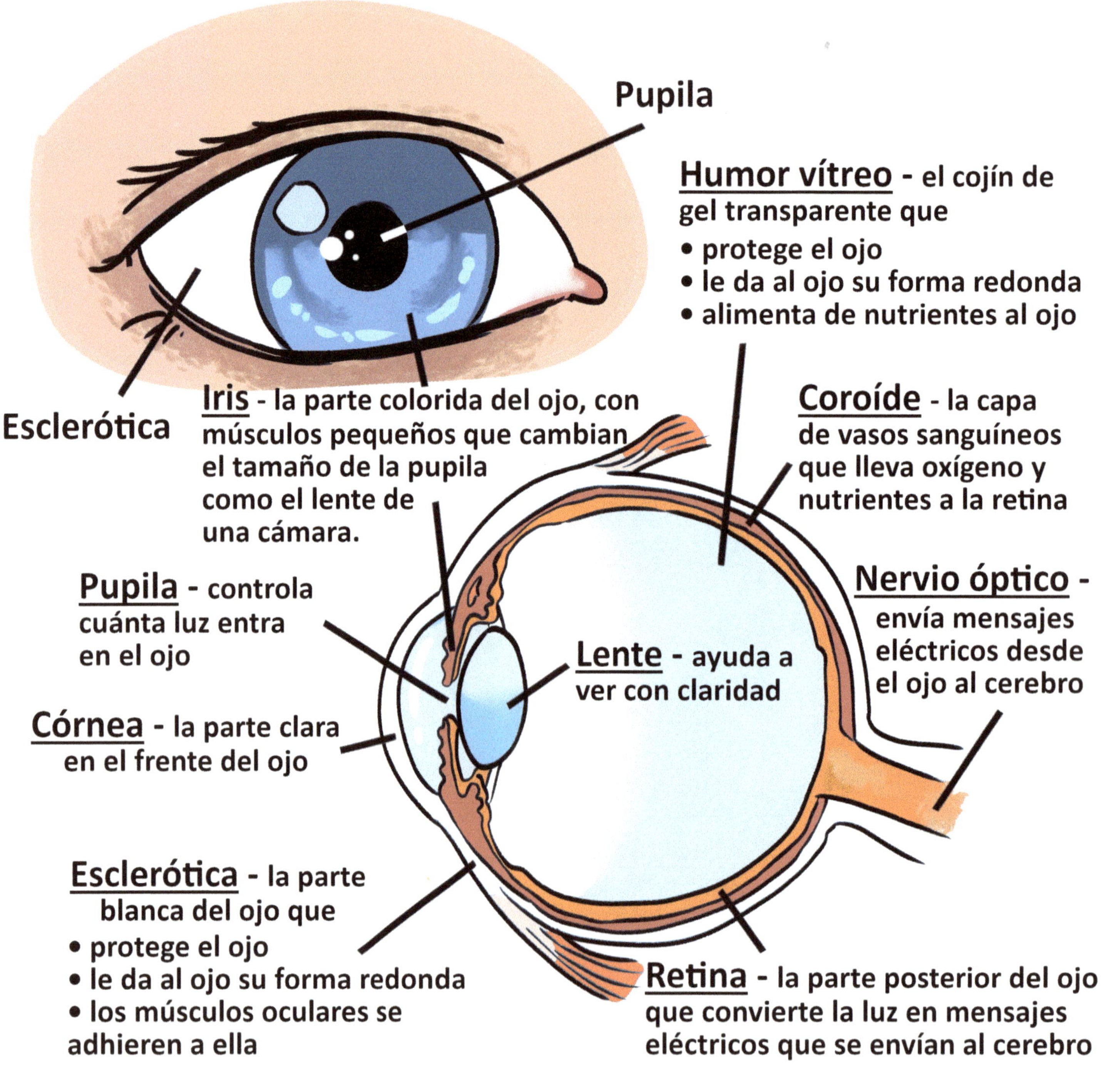

Pupila

Humor vítreo - el cojín de gel transparente que
- protege el ojo
- le da al ojo su forma redonda
- alimenta de nutrientes al ojo

Esclerótica

Iris - la parte colorida del ojo, con músculos pequeños que cambian el tamaño de la pupila como el lente de una cámara.

Coroíde - la capa de vasos sanguíneos que lleva oxígeno y nutrientes a la retina

Pupila - controla cuánta luz entra en el ojo

Lente - ayuda a ver con claridad

Nervio óptico - envía mensajes eléctricos desde el ojo al cerebro

Córnea - la parte clara en el frente del ojo

Esclerótica - la parte blanca del ojo que
- protege el ojo
- le da al ojo su forma redonda
- los músculos oculares se adhieren a ella

Retina - la parte posterior del ojo que convierte la luz en mensajes eléctricos que se envían al cerebro

Existen seis (6) músculos diferentes que controlan cada ojo, y ellos ayudan al ojo a moverse en diferentes direcciones.

¿Puedes contar los seis (6)?

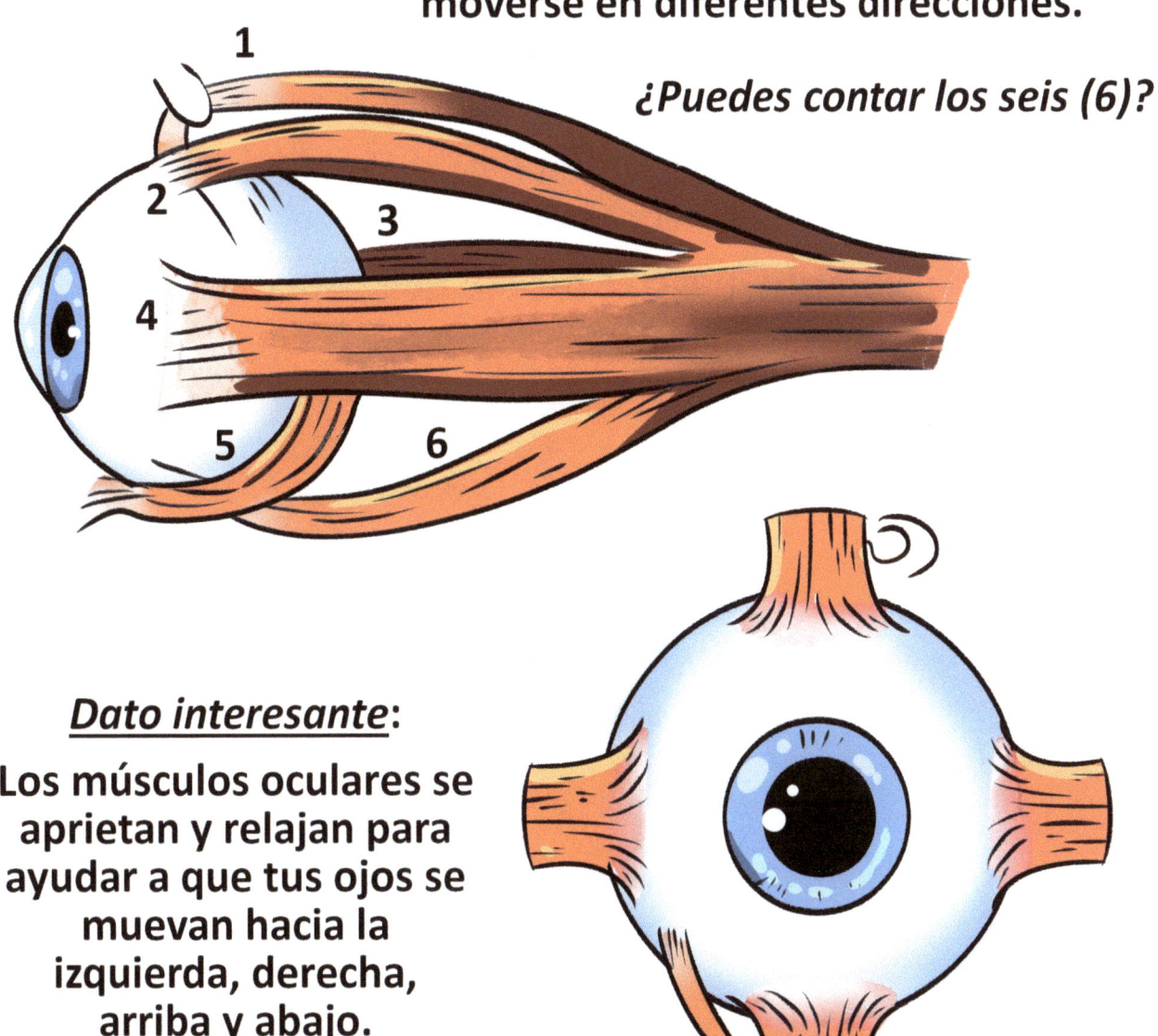

Dato interesante:

Los músculos oculares se aprietan y relajan para ayudar a que tus ojos se muevan hacia la izquierda, derecha, arriba y abajo.

Así es como funciona tu ojo:

La luz entra a través de la córnea y pasa por la pupila hasta llegar al lente.

El lente enfoca la luz sobre la retina.

La retina convierte la luz en mensajes eléctricos que se envían por el nervio óptico al cerebro.

Tu cerebro luego te dice lo que estás viendo.

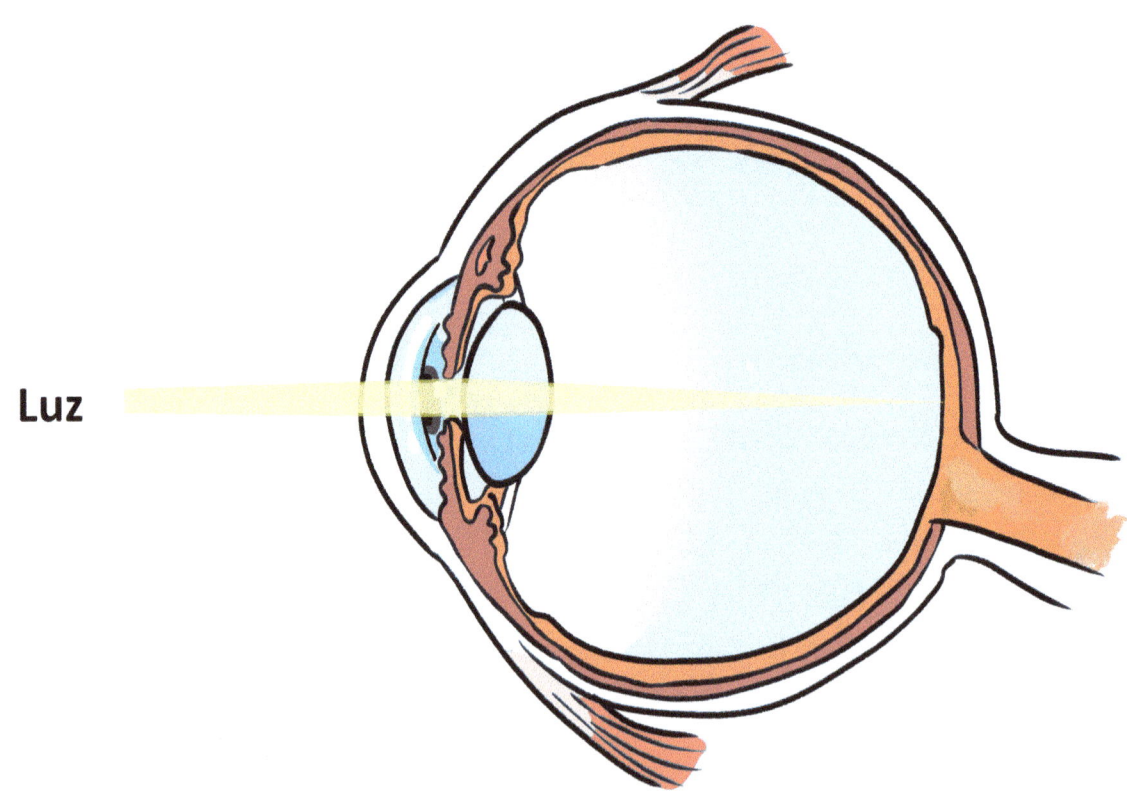

luz → córnea → pupila → lente

↓

cerebro ← nervio óptico ← retina

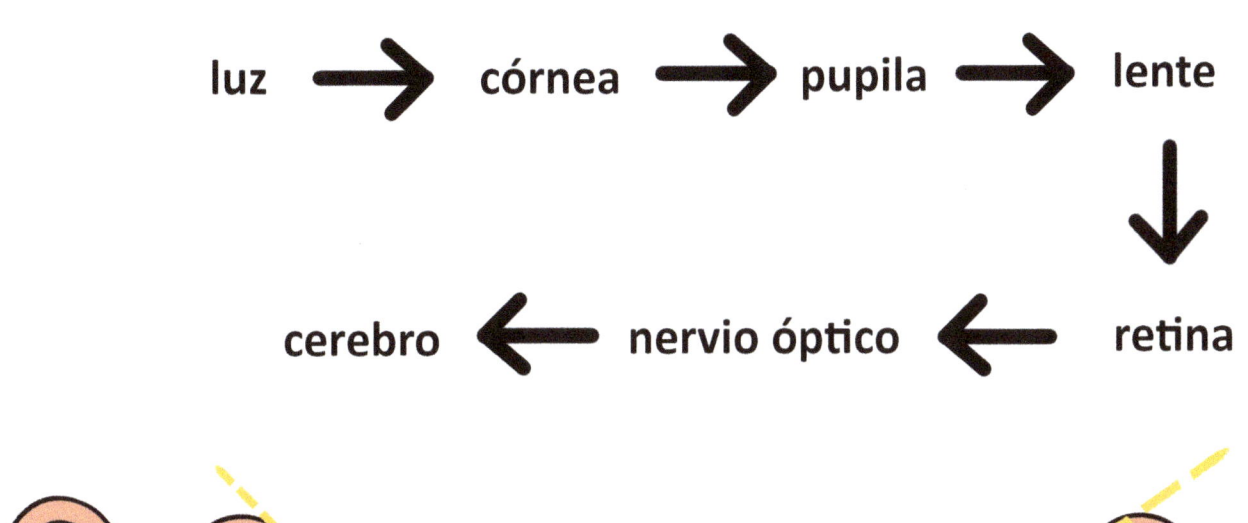

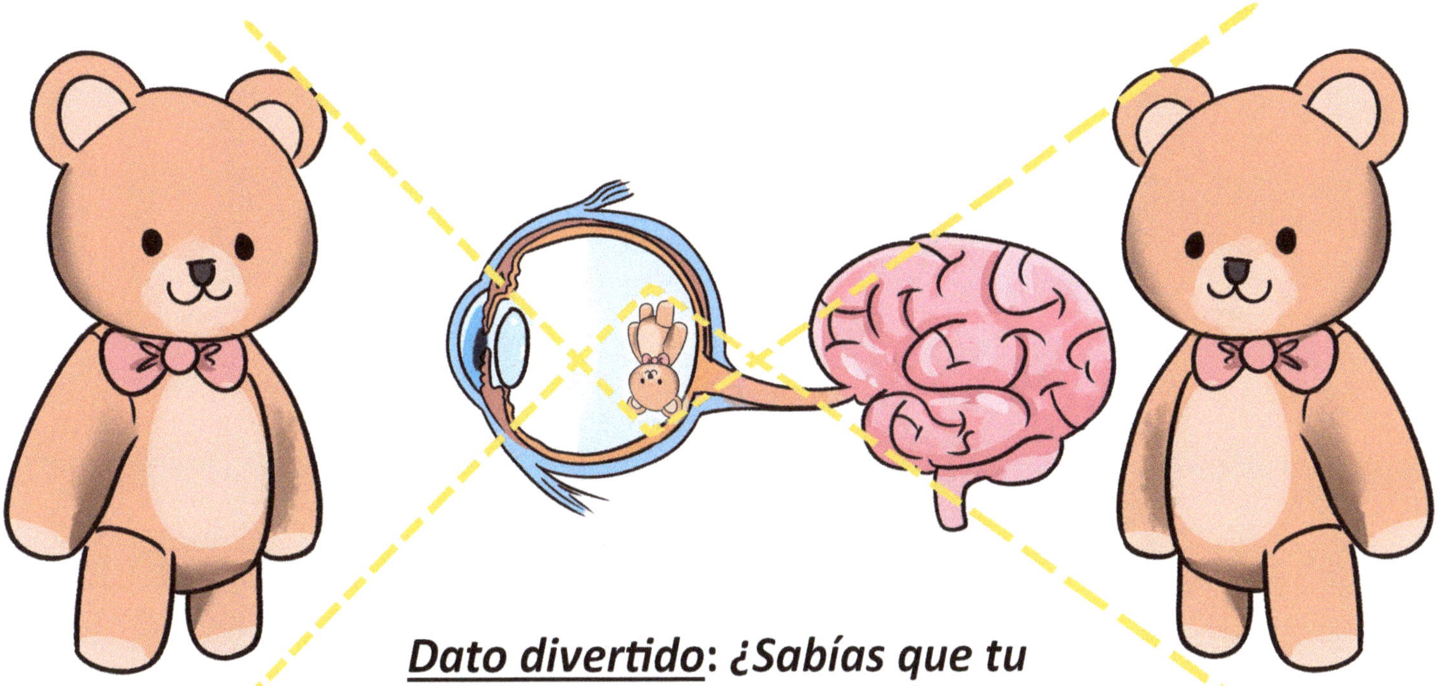

<u>Dato divertido</u>: ¿Sabías que tu retina ve las cosas al revés, y tu cerebro las pone en su lugar?

Increíble, *¿verdad?*

Para los niños, una de las cirugías oculares más comunes es la reparación de los músculos oculares.

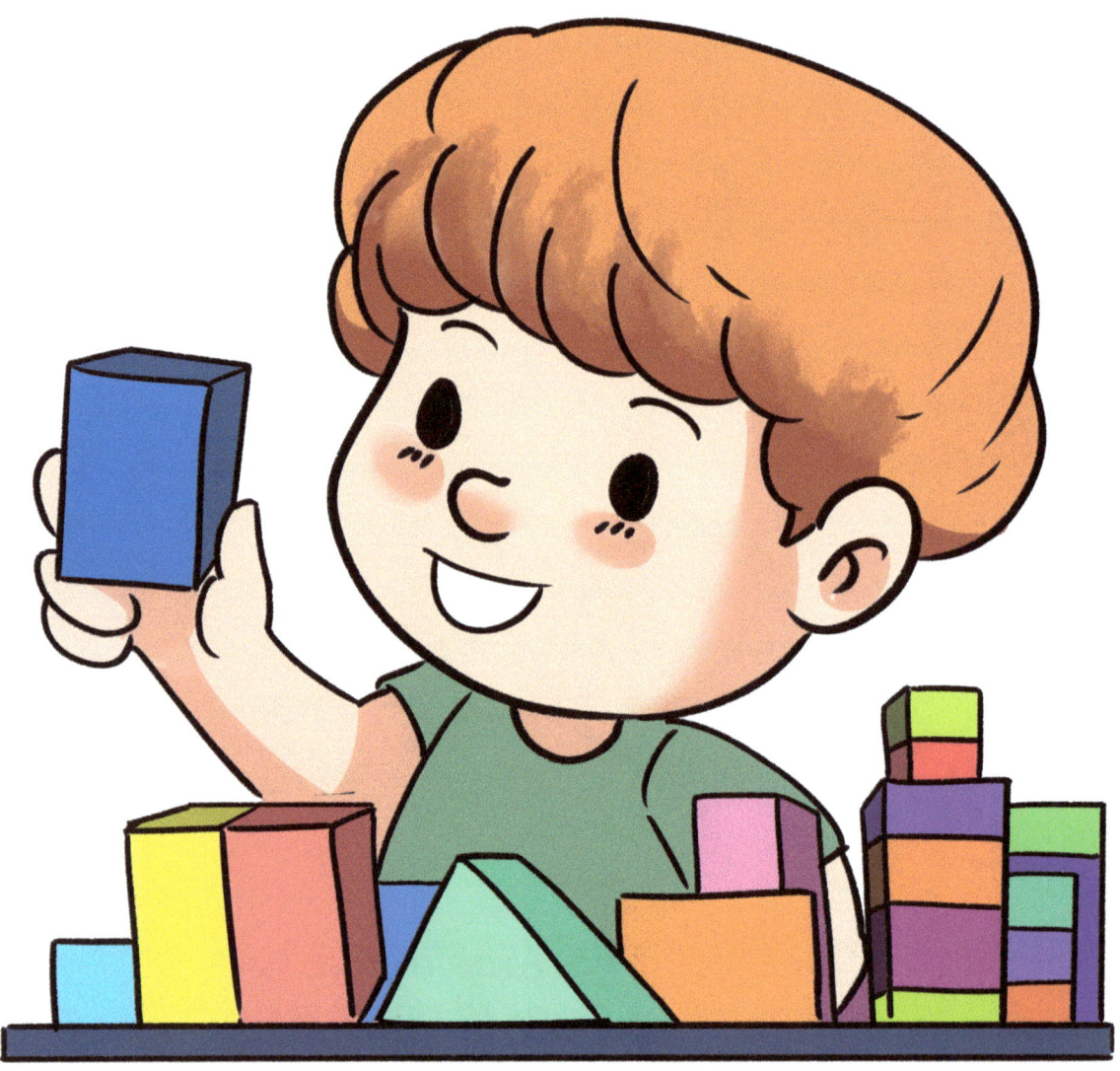

Cuando los músculos oculares funcionan bien juntos, ayudan a que tus ojos vean exactamente dónde están las cosas para que puedas alcanzarlas fácilmente.

Si los músculos oculares están demasiado tensos o demasiado flojos, tus ojos pueden ver dos cachorros en lugar de uno. Esto se llama visión doble, y confunde a tu cerebro.

Con el tiempo, tu cerebro bloquea los mensajes eléctricos del ojo más débil.

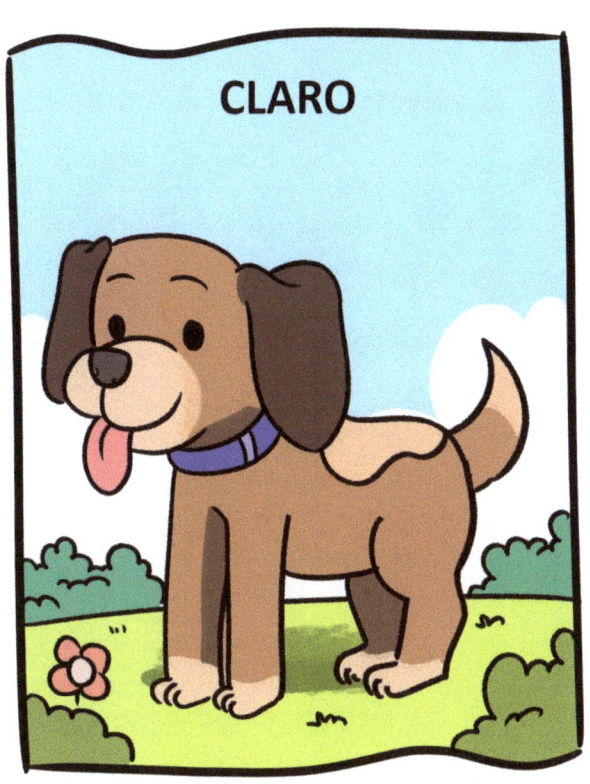 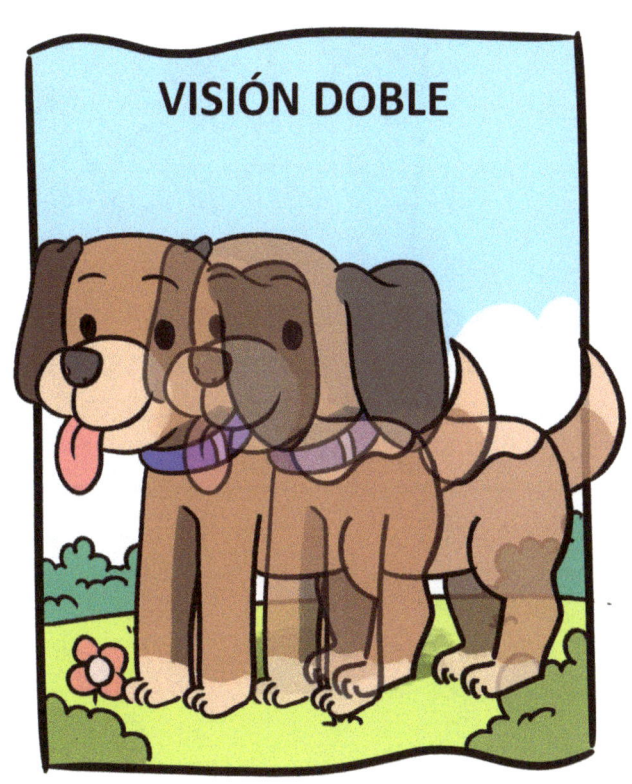

Para ayudarte a ver mejor, la cirugía de los músculos oculares ayuda a aflojar los músculos tensos y a tensar los músculos flojos para que ambos ojos puedan ver las cosas con mayor claridad, ayudándote a aprender y crecer.

Aquí hay otras cirugías oculares para niños:

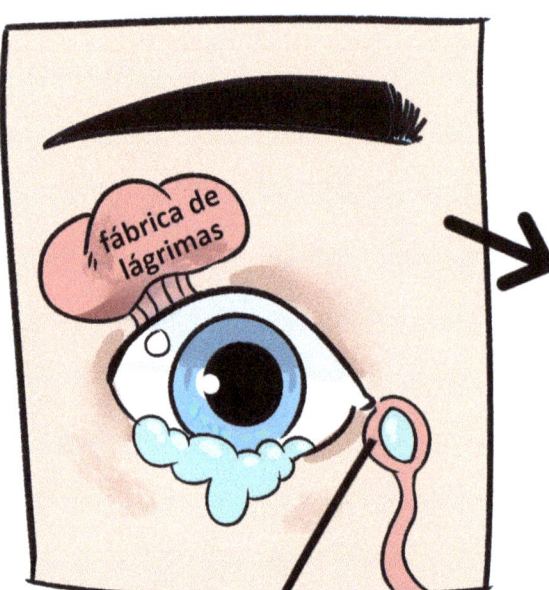

Cirugía de los conductos lacrimales (el pequeño drenaje en la esquina nasal del ojo): **para abrir los conductos lacrimales bloqueados**

Cuando los conductos lacrimales están bloqueados, las lágrimas no saben a dónde ir, por lo que los ojos se ponen llorosos.

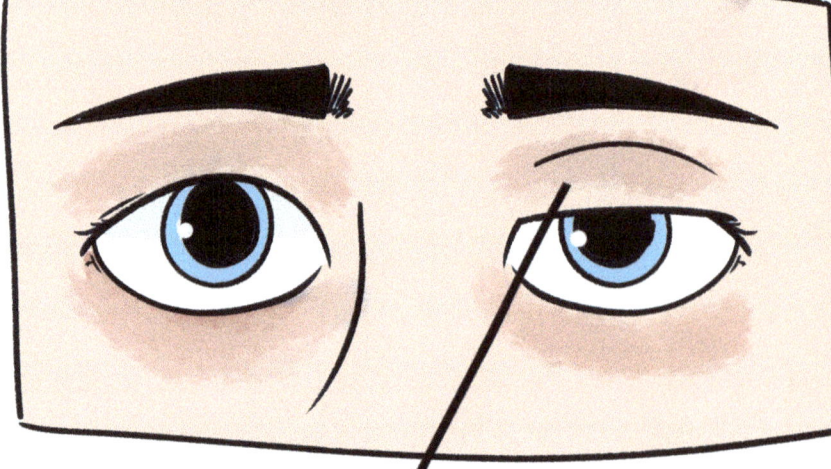

Cirugía de párpados – para levantar el párpado y evitar que cubra el ojo

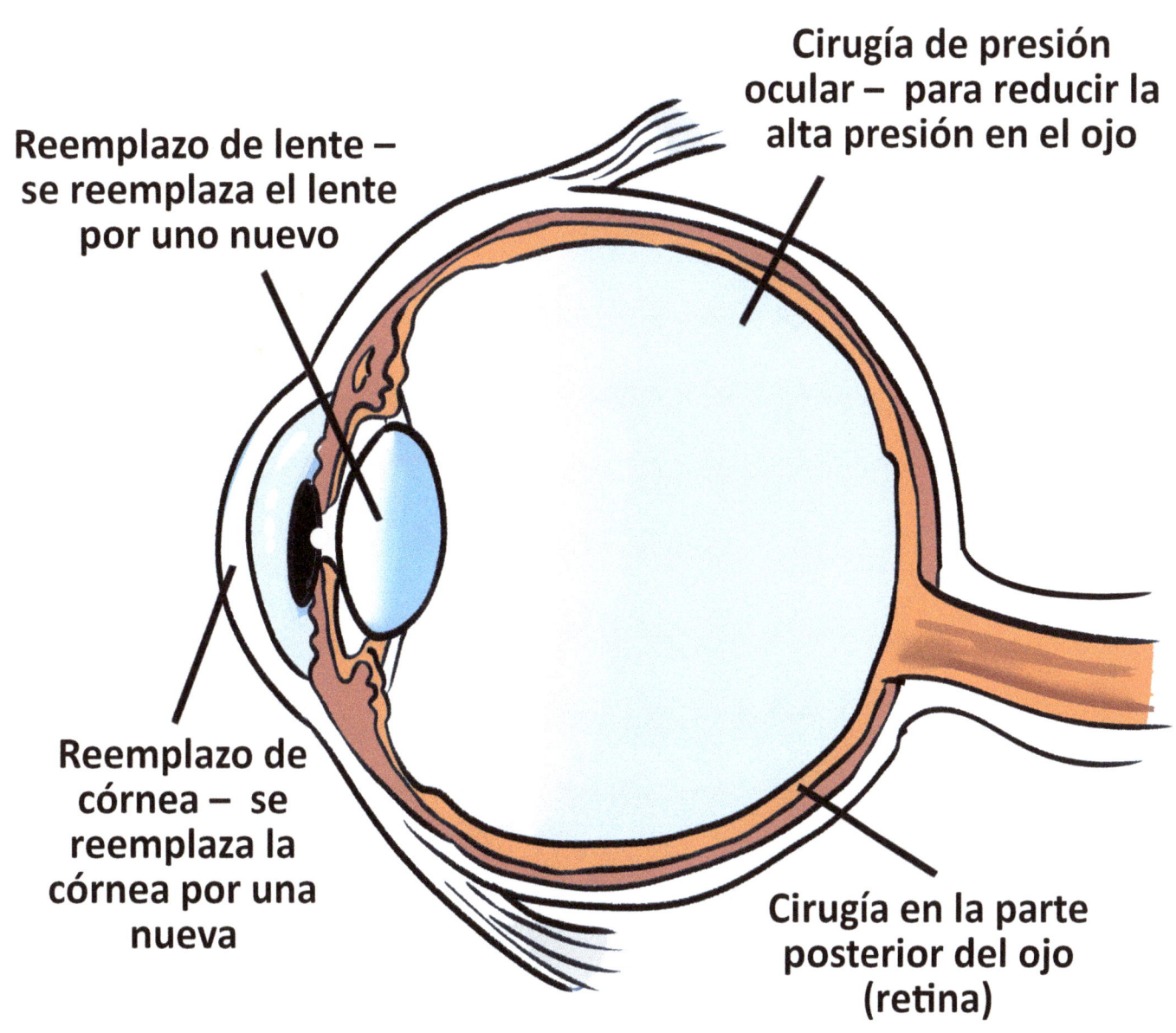

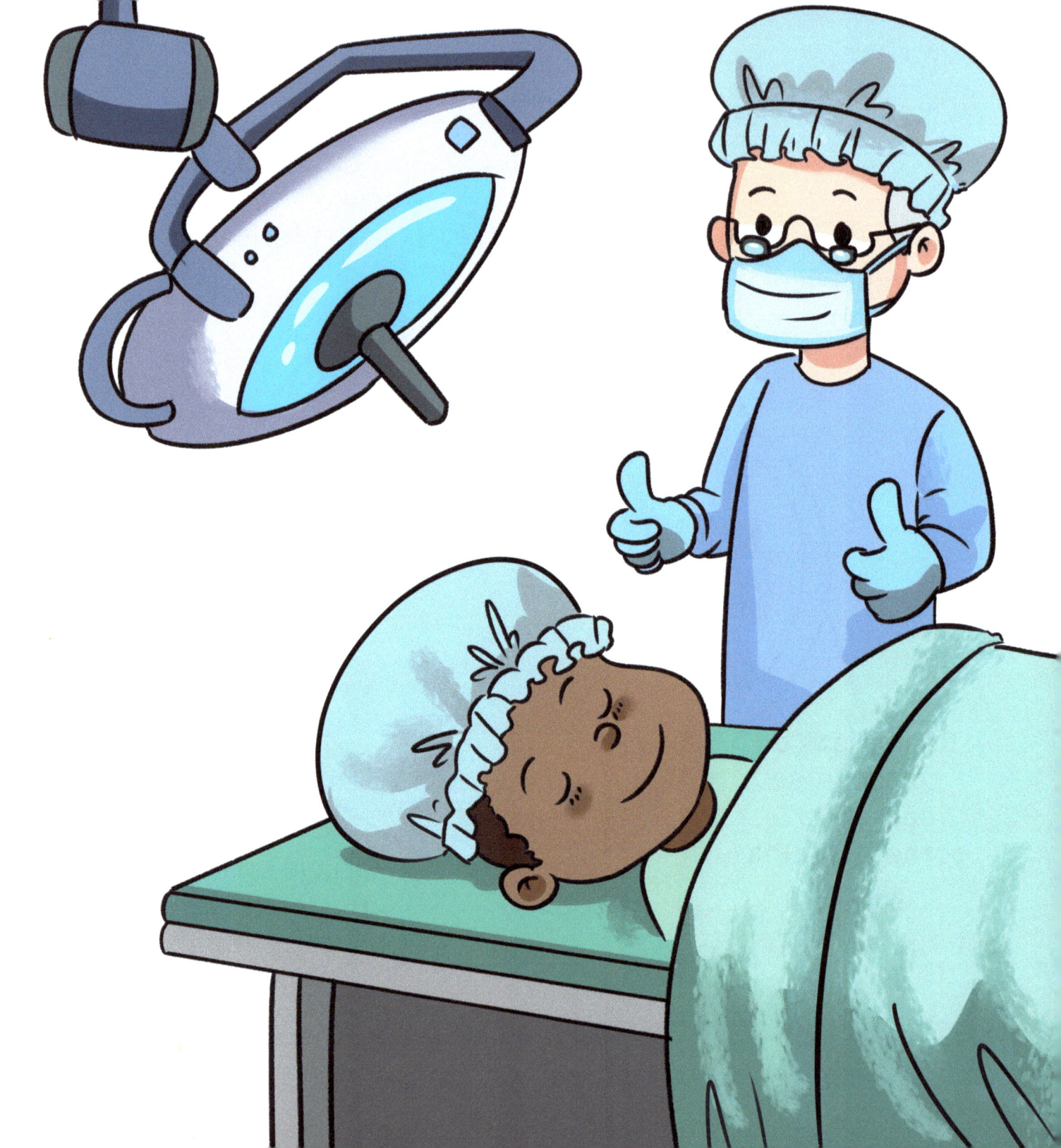

Durante tu cirugía, tu amable cirujano puede usar gafas de microscopio para ayudarse a ver bien y arreglar tu ojo.

Tus médicos y enfermeras te mantendrán seguro y cómodo.

Estarás dormido y soñando mientras se lleva a cabo la cirugía, ¡y no sentirás nada!

¿Qué quieres soñar durante tu cirugía?

¡Dulces sueños...!

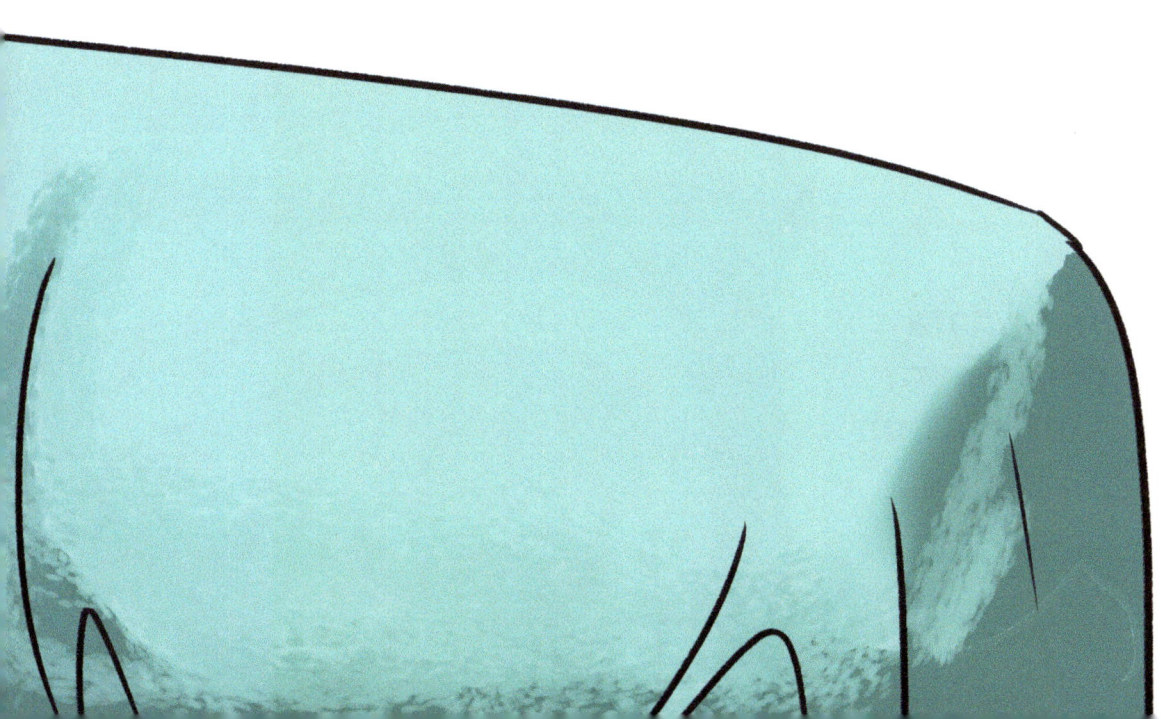

Después de tu cirugía, despertarás en la sala de recuperación del hospital.

Puedes sentirte somnoliento o con náuseas, y tu ojo puede sentirse adolorido, rasposo e incómodo.

Por favor, recuerda no tocar ni frotar tu ojo.

Tu enfermera te dará medicina especial para ayudarte a sentirte mejor.

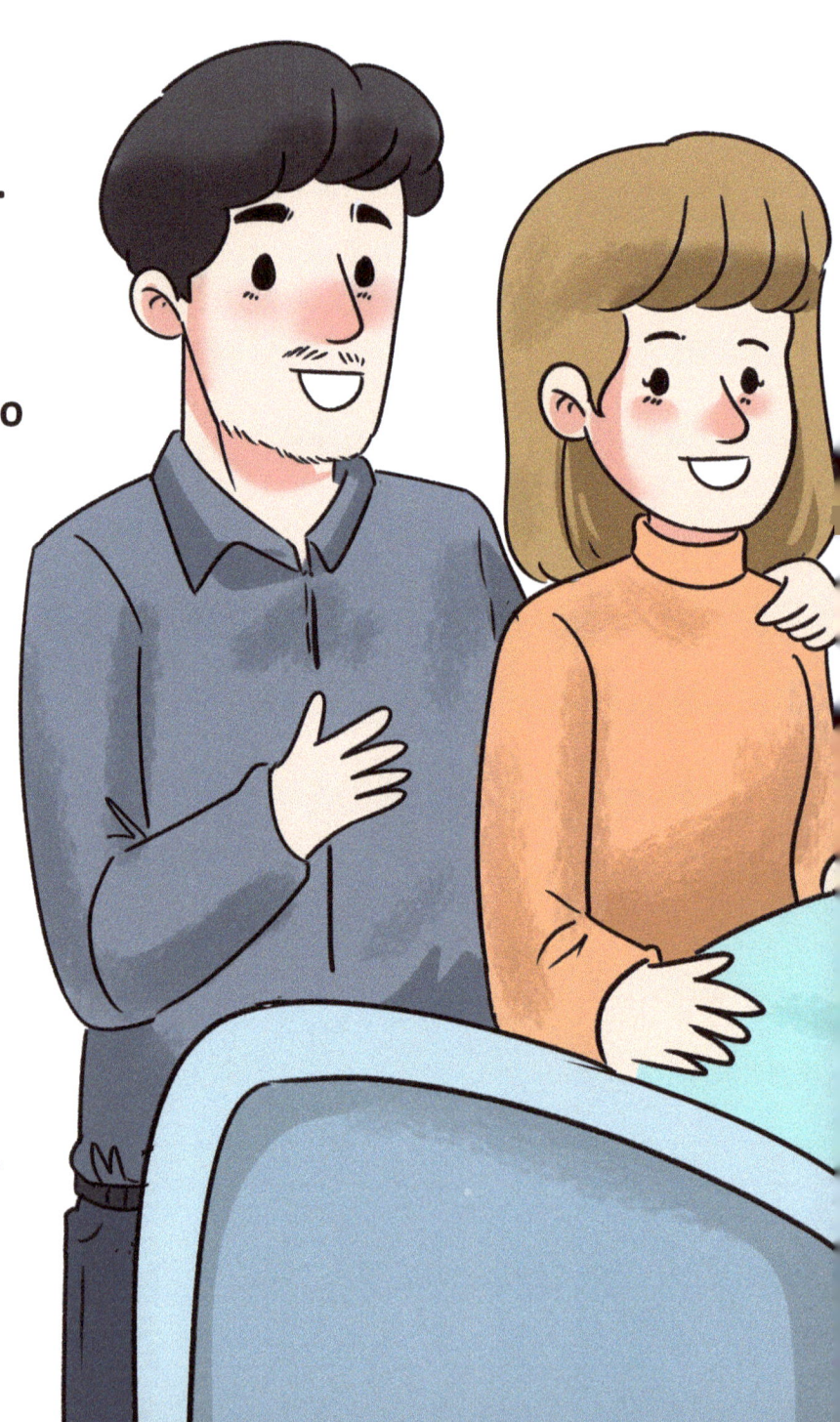

¡Eres muy valiente!

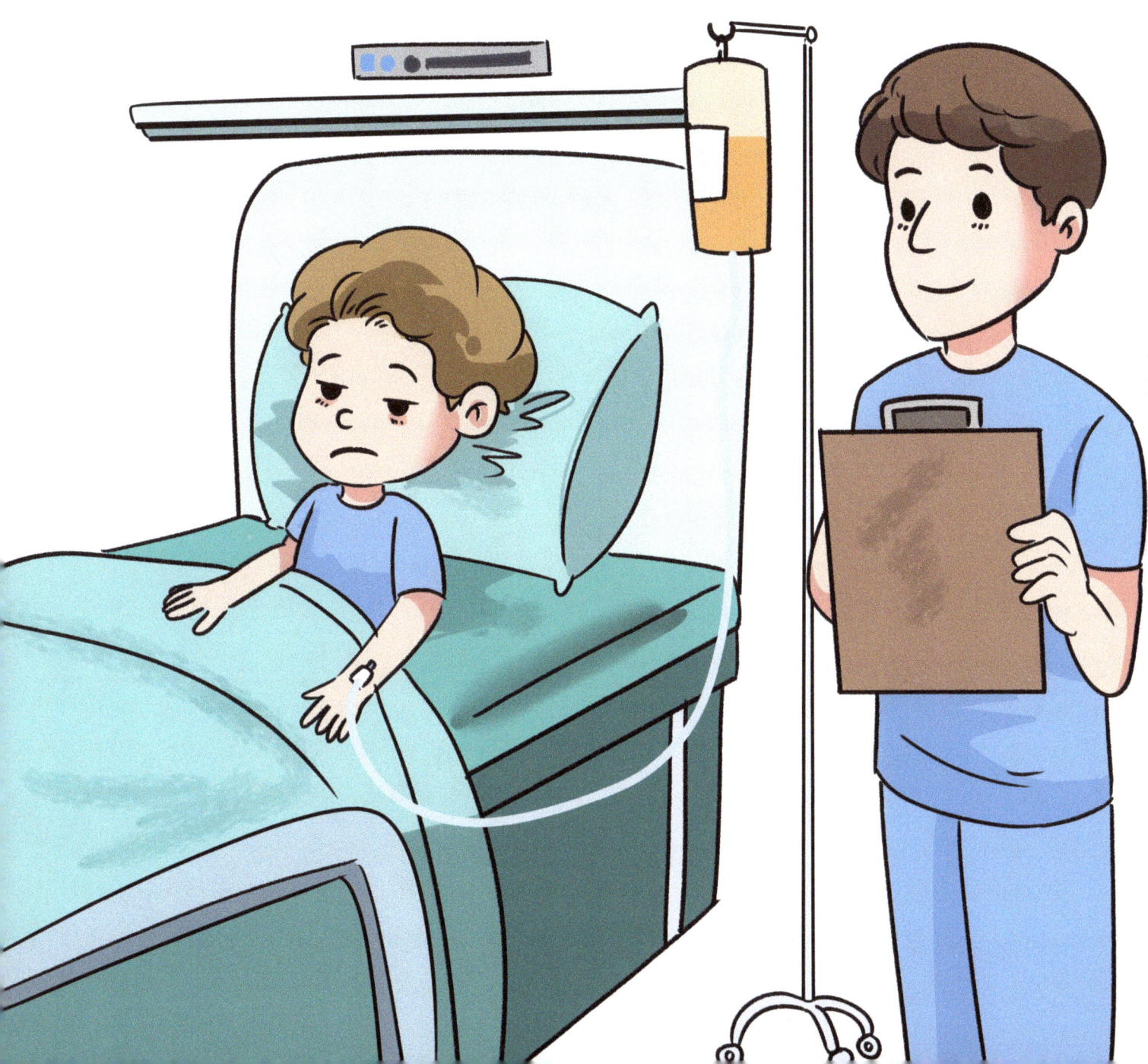

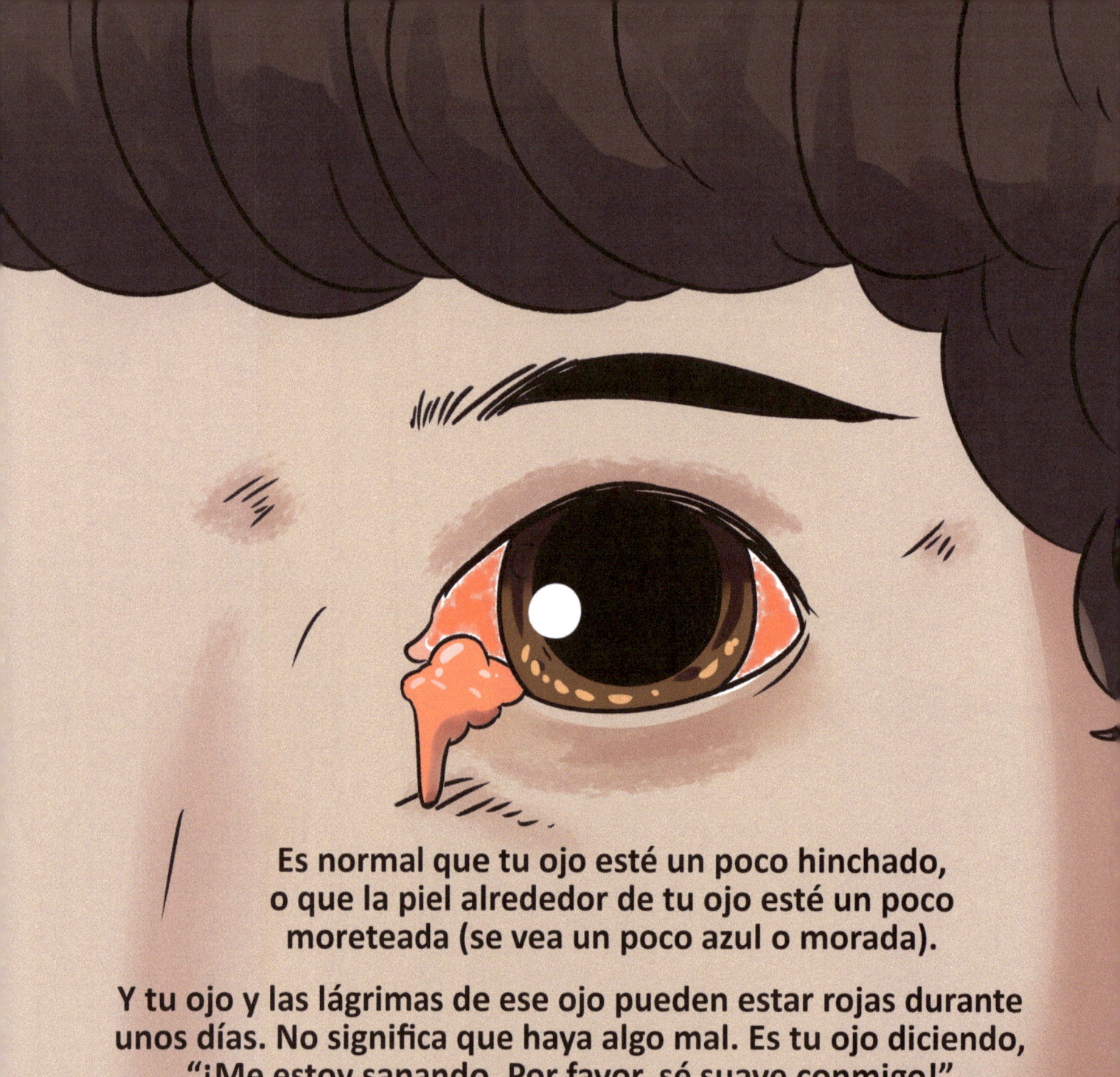

Es normal que tu ojo esté un poco hinchado, o que la piel alrededor de tu ojo esté un poco moreteada (se vea un poco azul o morada).

Y tu ojo y las lágrimas de ese ojo pueden estar rojas durante unos días. No significa que haya algo mal. Es tu ojo diciendo, "¡Me estoy sanando. Por favor, sé suave conmigo!"

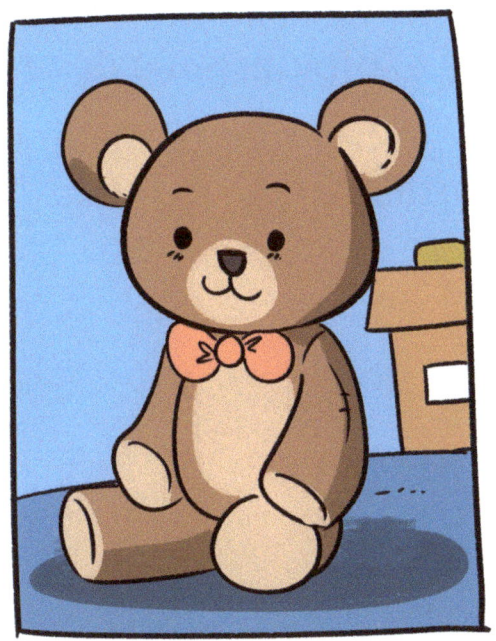 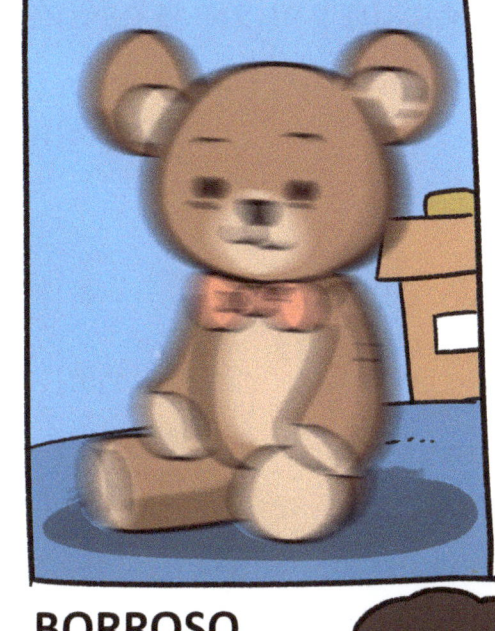

CLARO   **BORROSO**

Tu ojo está mejorando cada día.

**Mientras tu ojo se recupera, las cosas podrían verse borrosas.
Así que, por favor, pide ayuda a un adulto si necesitas moverte.**

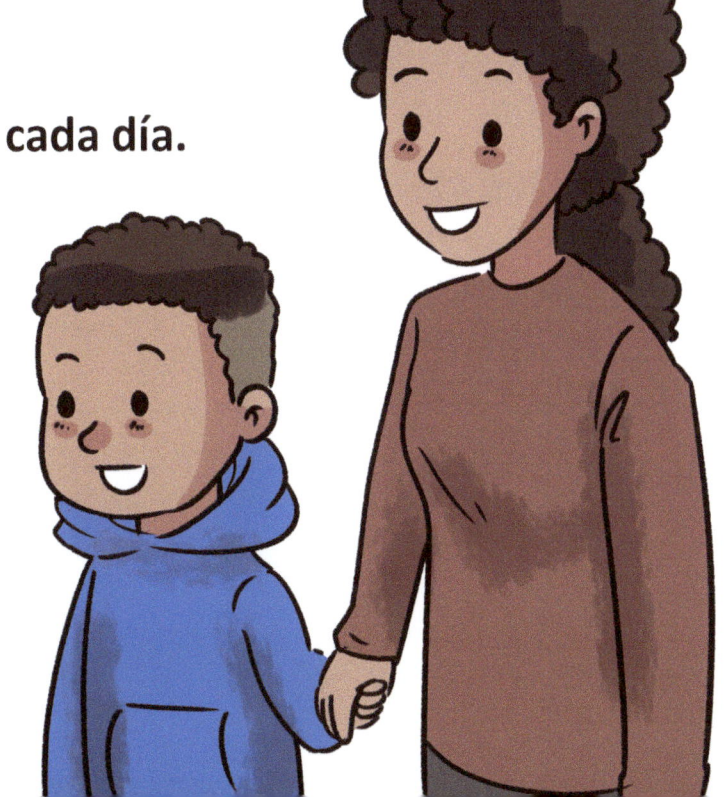

Dependiendo de la cirugía ocular y sus necesidades, algunos niños reciben un parche o escudo sobre el ojo después de la cirugía.

Si te ponen un parche en el ojo, significa que tu ojo lo necesita para sanar y fortalecerse.

¿Ayudarás a tu ojo a sanar más rápido y fortalecerse?

¿Qué cosas puedes hacer mientras mantienes el parche sobre tu ojo?

¿Vas a hacer como si fueras un pirata o cantar una canción con tu voz de pirata?

¿Qué ideas creativas tienes?

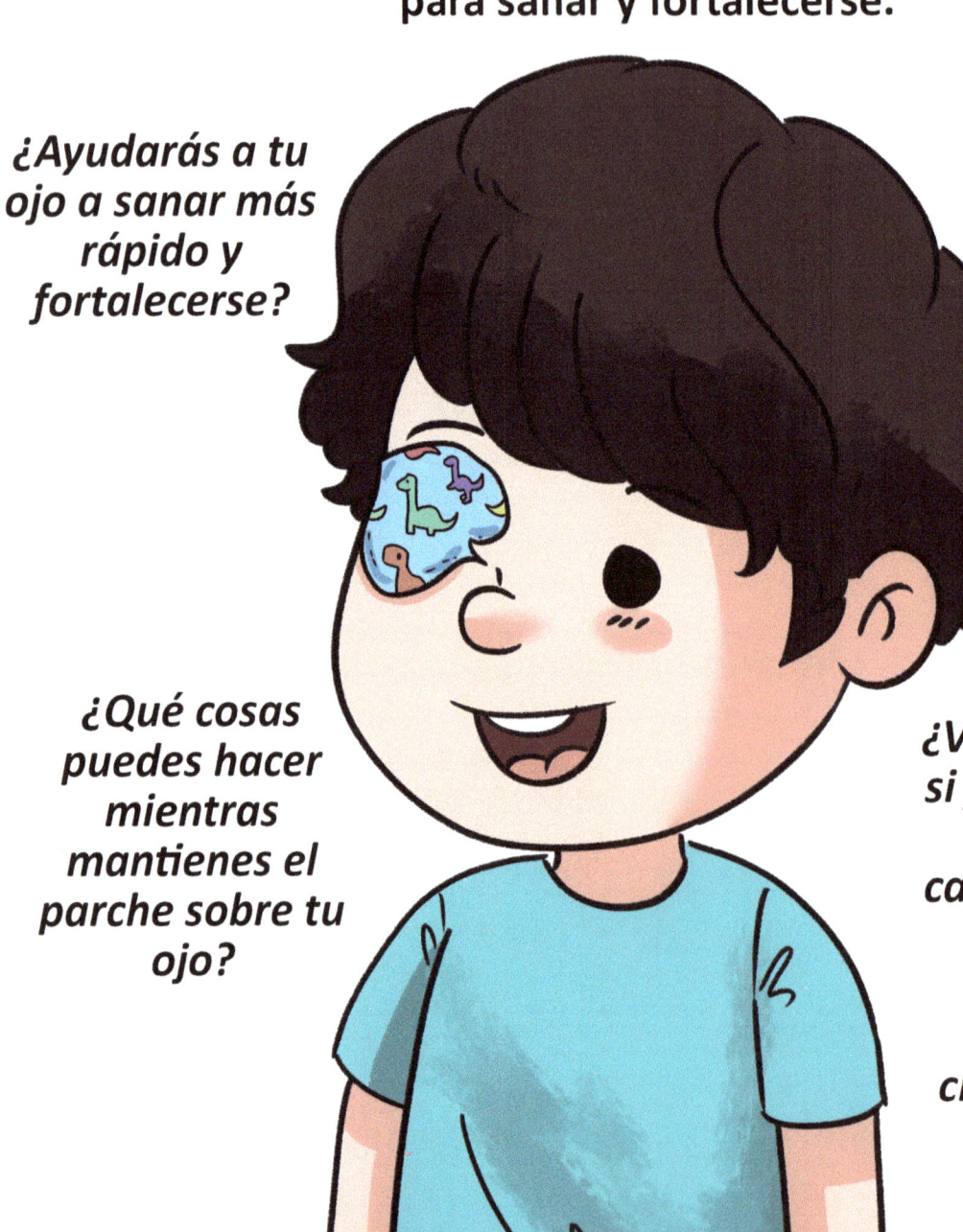

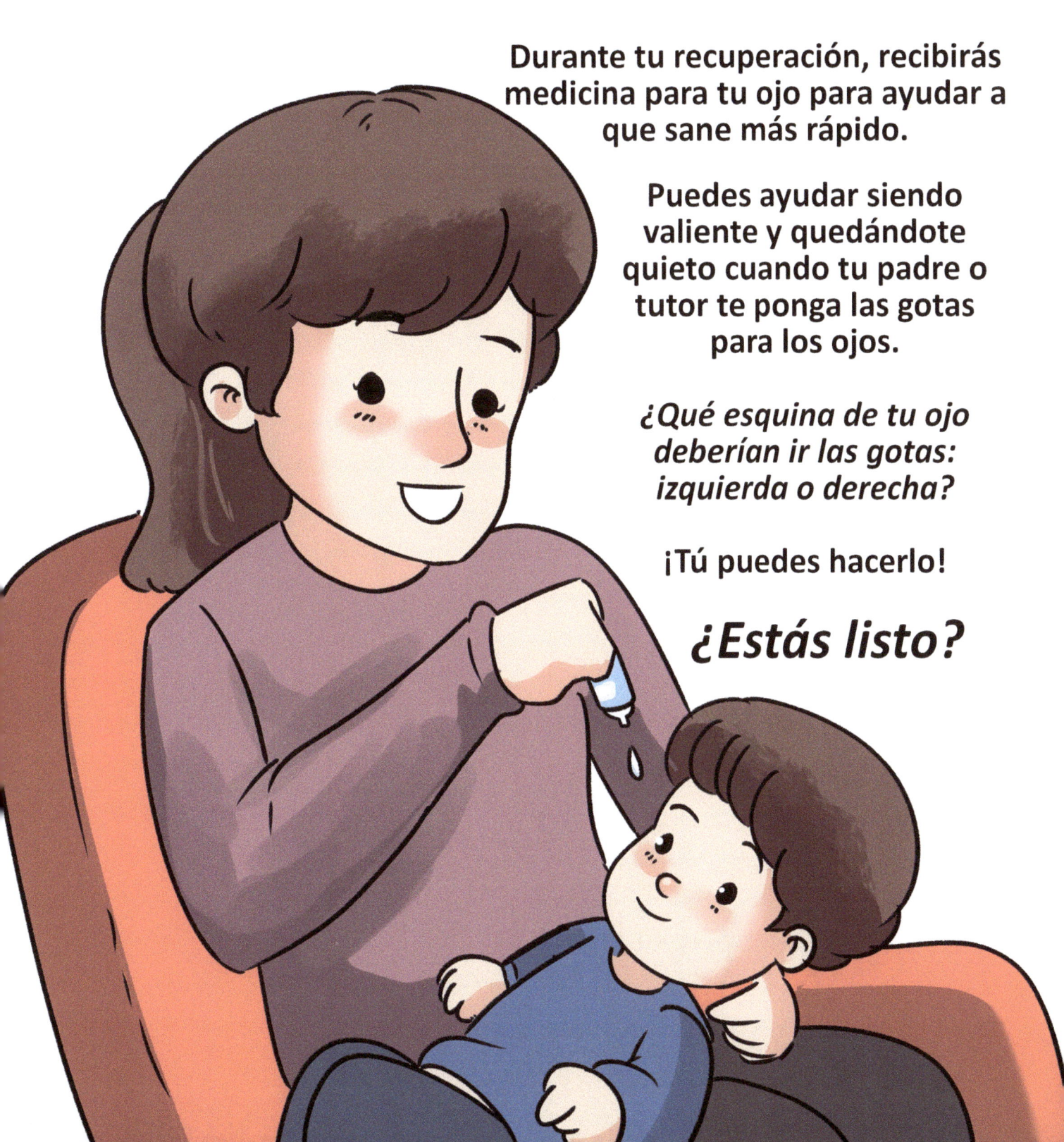

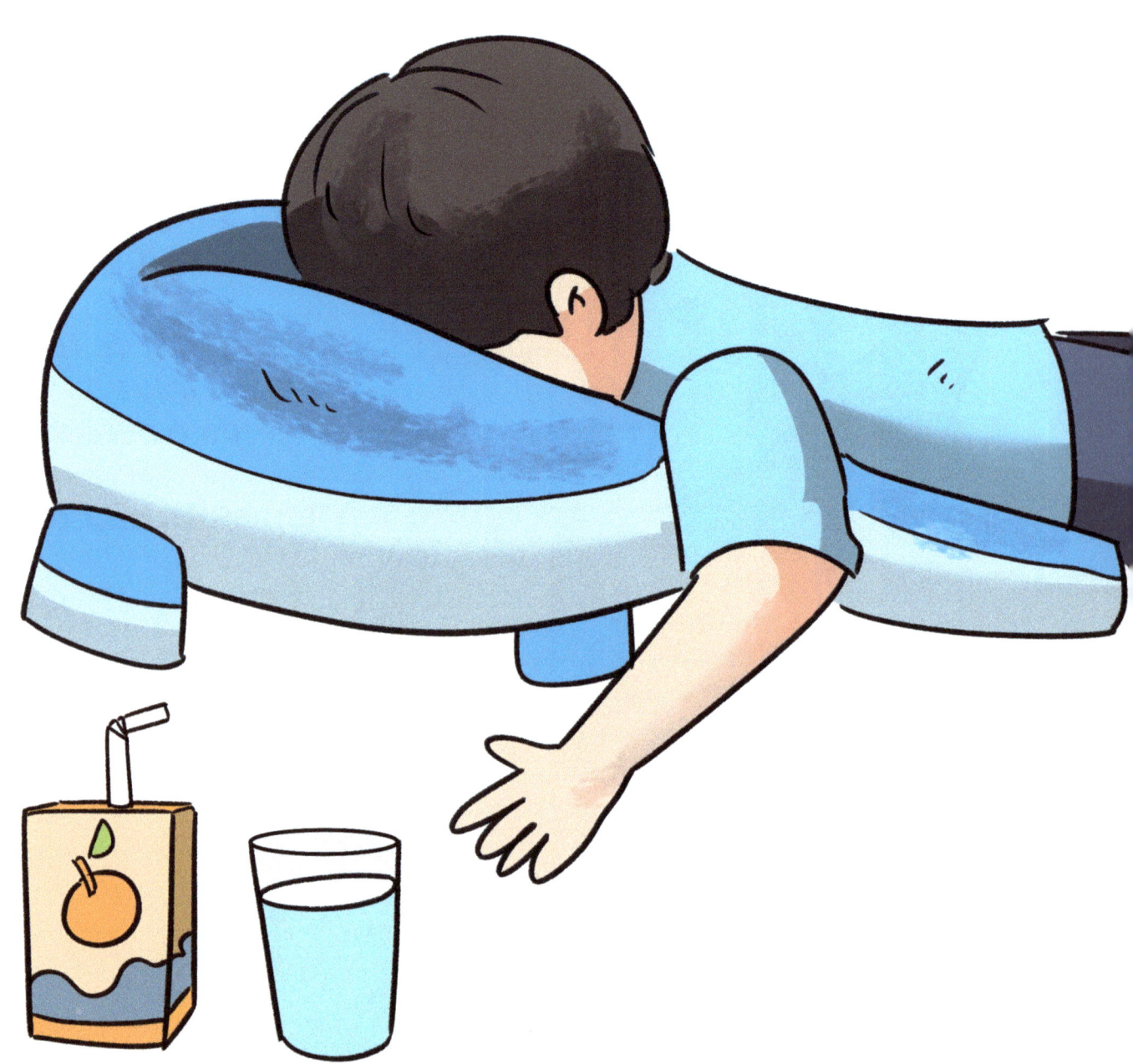

Después de la cirugía de retina, algunos niños necesitan descansar y dormir sobre su abdomen, con la cara hacia abajo, por un rato, usando una almohada especial para ayudar a que su ojo sane y se fortalezca.

Si después de la cirugía necesitas dormir sobre tu barriga con la cara hacia abajo,
¿qué cosas puedes hacer para sentirte más cómodo?

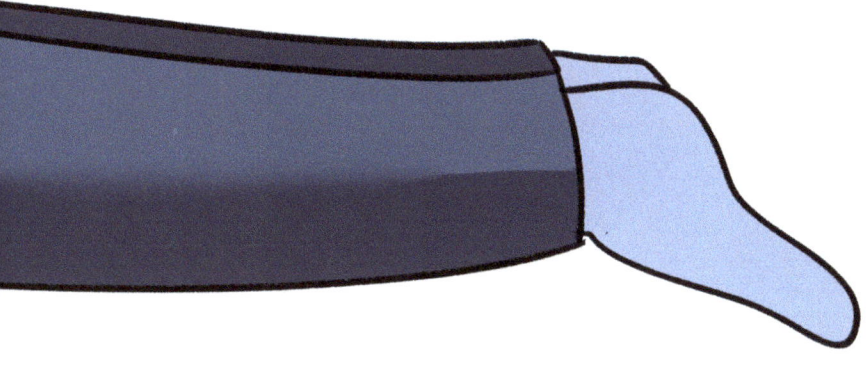

¿Cómo sobre poner una almohada debajo de tus piernas?

¿O escuchar tus canciones favoritas?

¿Qué ideas tienes?

¡Puedes hacerlo!

**Cuando te estés recuperando de la cirugía,
¡por favor relájate y tómate las cosas con calma!**

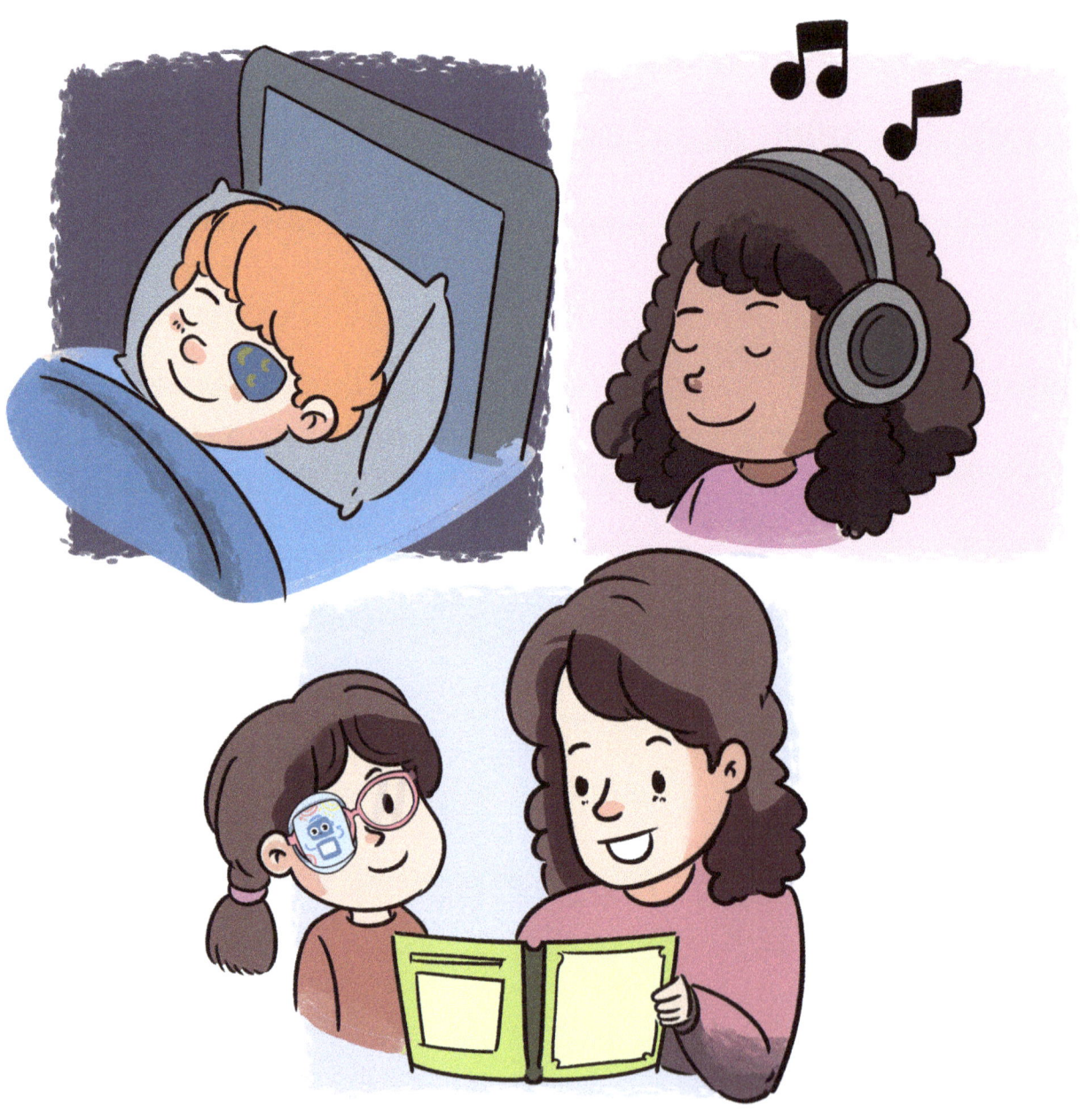

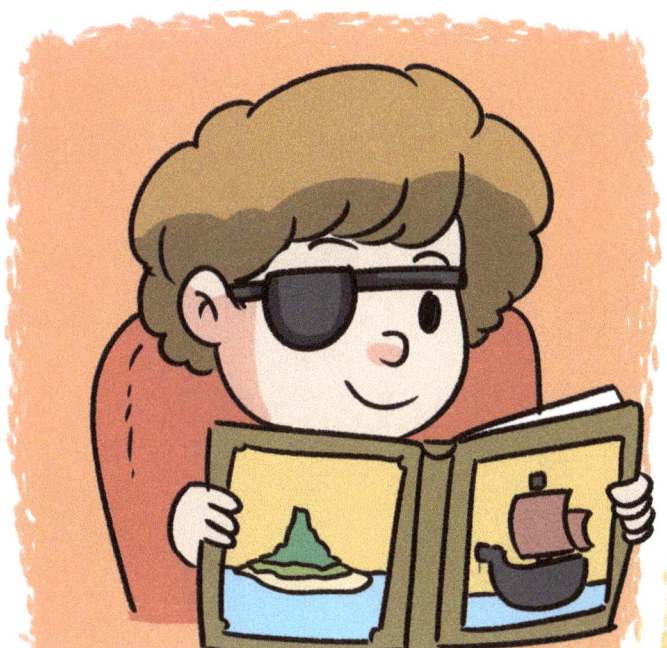

¿Qué planeas hacer?

____ Descansa con tu mantita favorita

____ Escuchar música

____ Escuchar cuentos

____ Leer un poco

____ Dibujar o colorear

____ Ver un poco de tu programa favorito

Di NO a las actividades que puedan lastimar o presionar tu ojo, como jugar con pelotas, juguetes voladores, deportes de contacto, nadar o correr.

Por favor, también recuerda proteger tu ojo del agua, jabón y champú.

No te preocupes, tu doctor le dirá a tu padre o tutor cómo cuidar de tu ojo mientras sana.

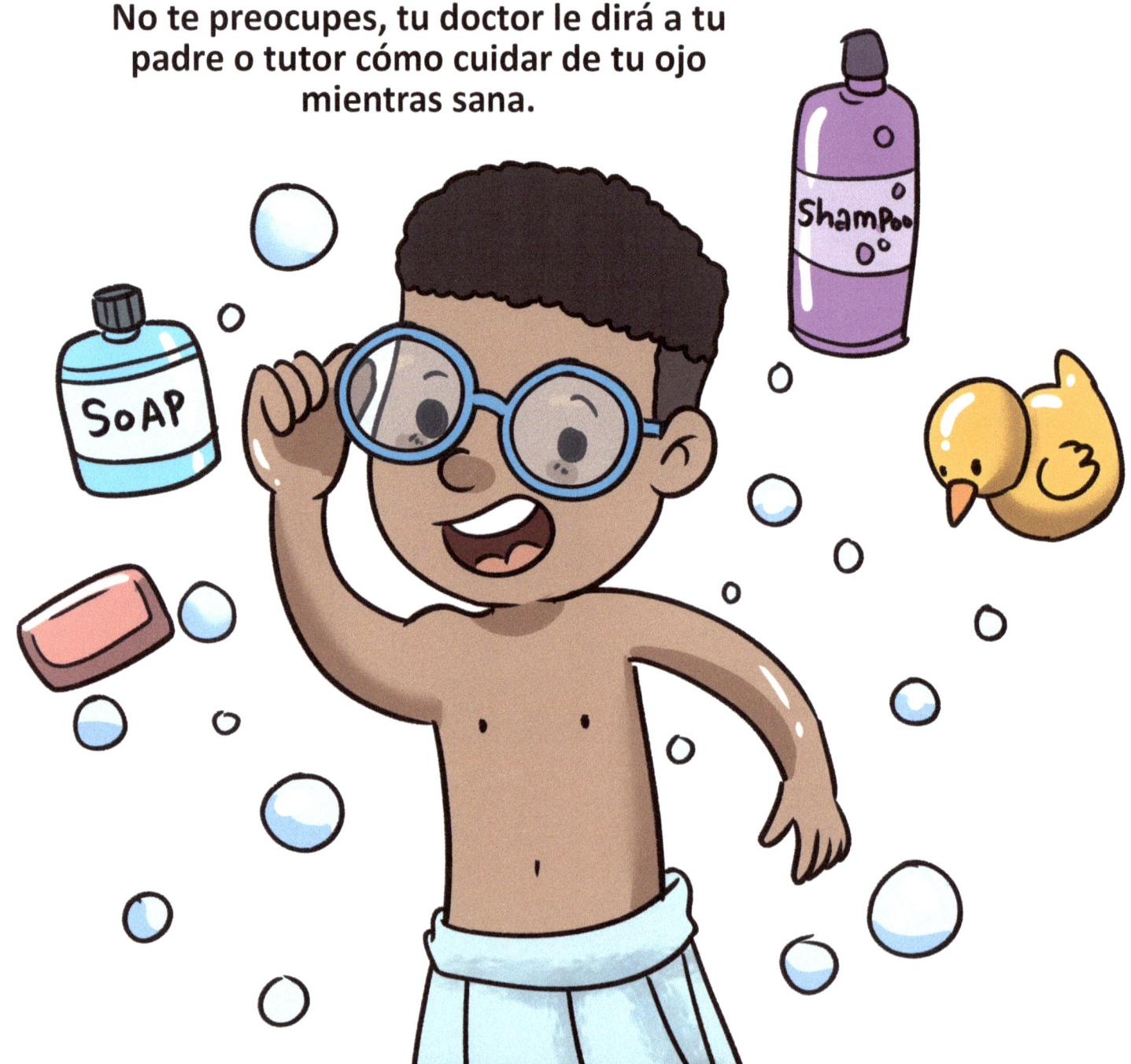

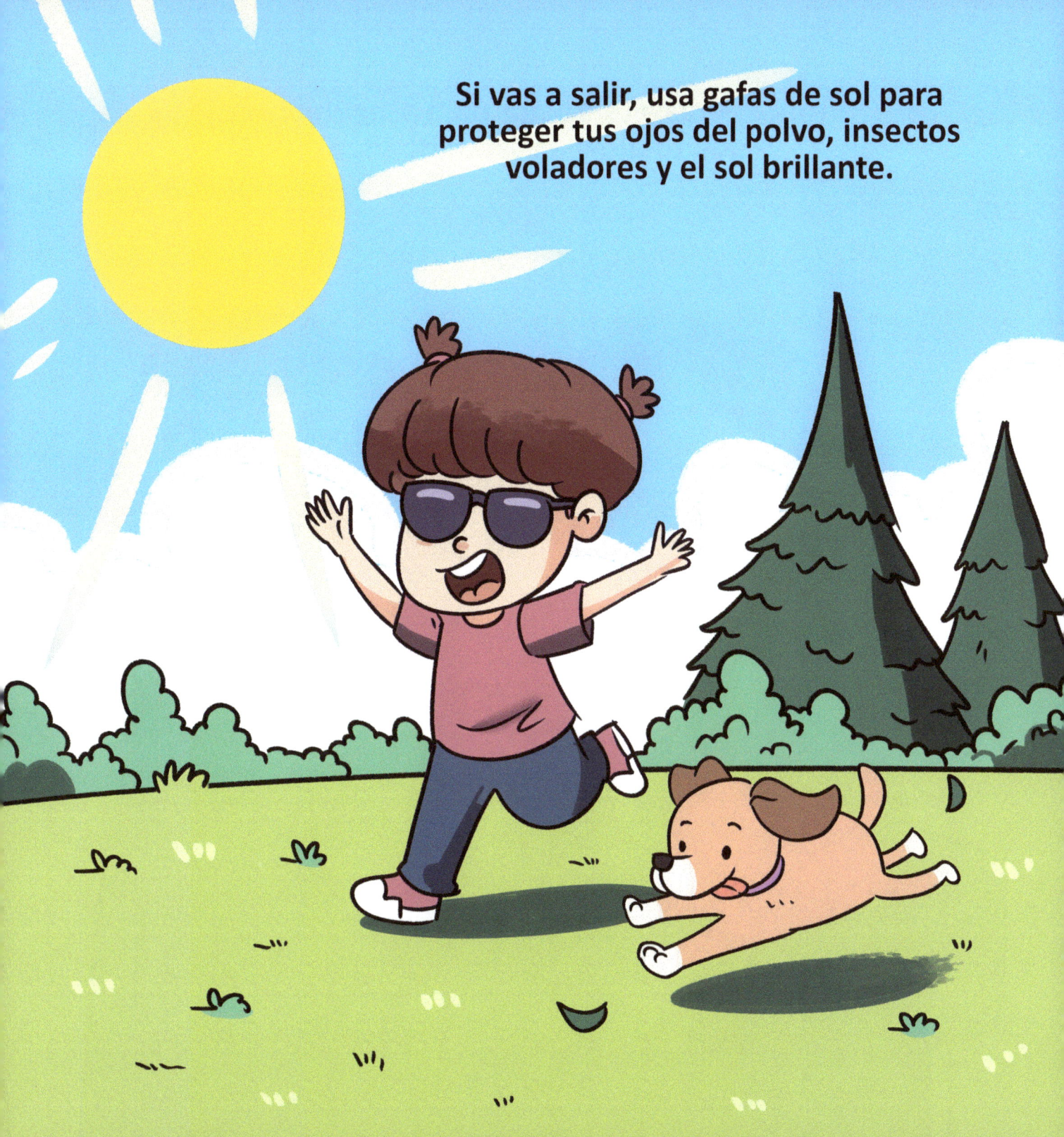

Pronto verás a tu doctor para asegurarte de que tu ojo está sanando bien.

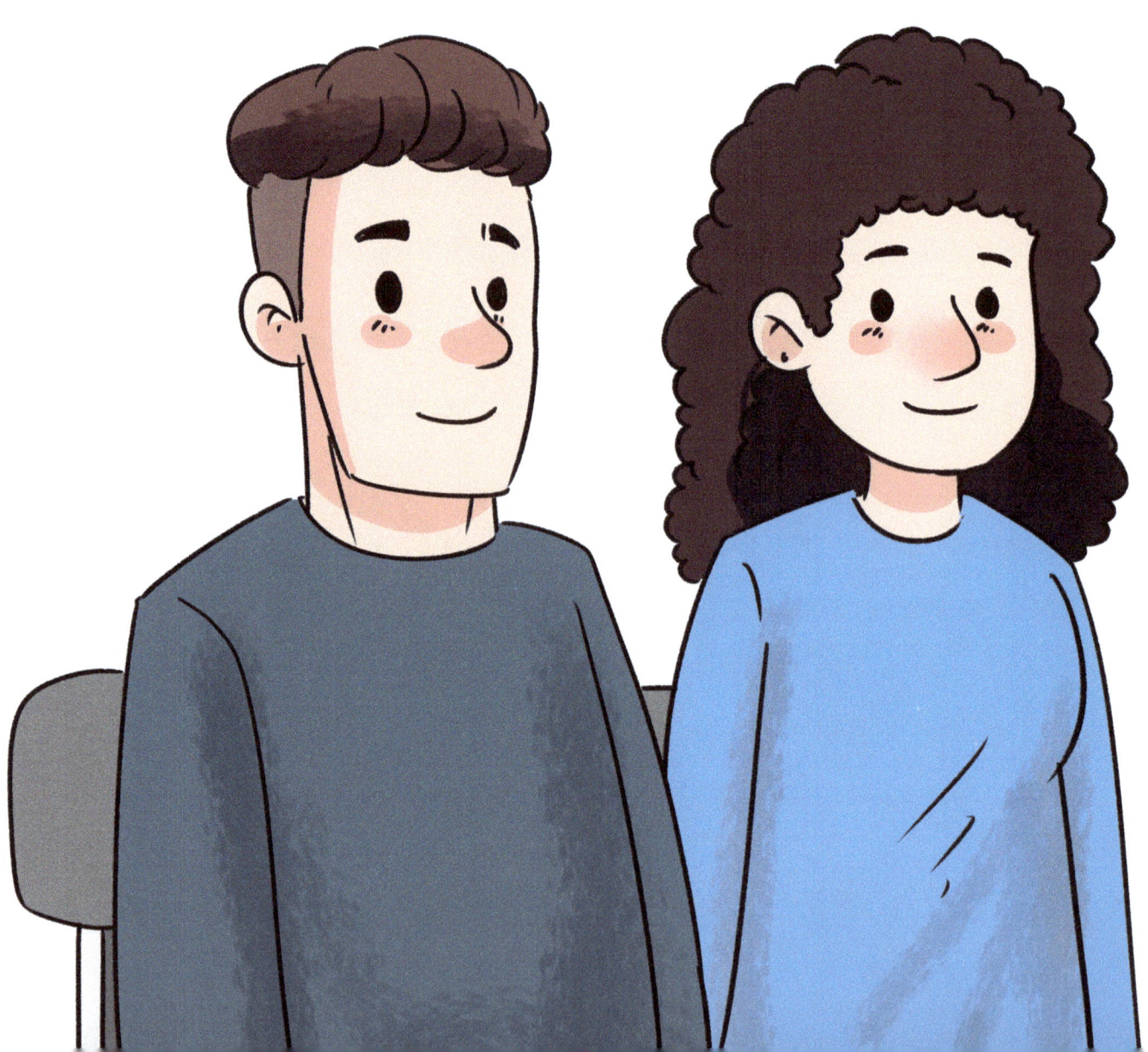

Si tienes preguntas sobre tu ojo, no dudes en preguntar a tu doctor. Por favor, escribe tus preguntas abajo.

_____

_____

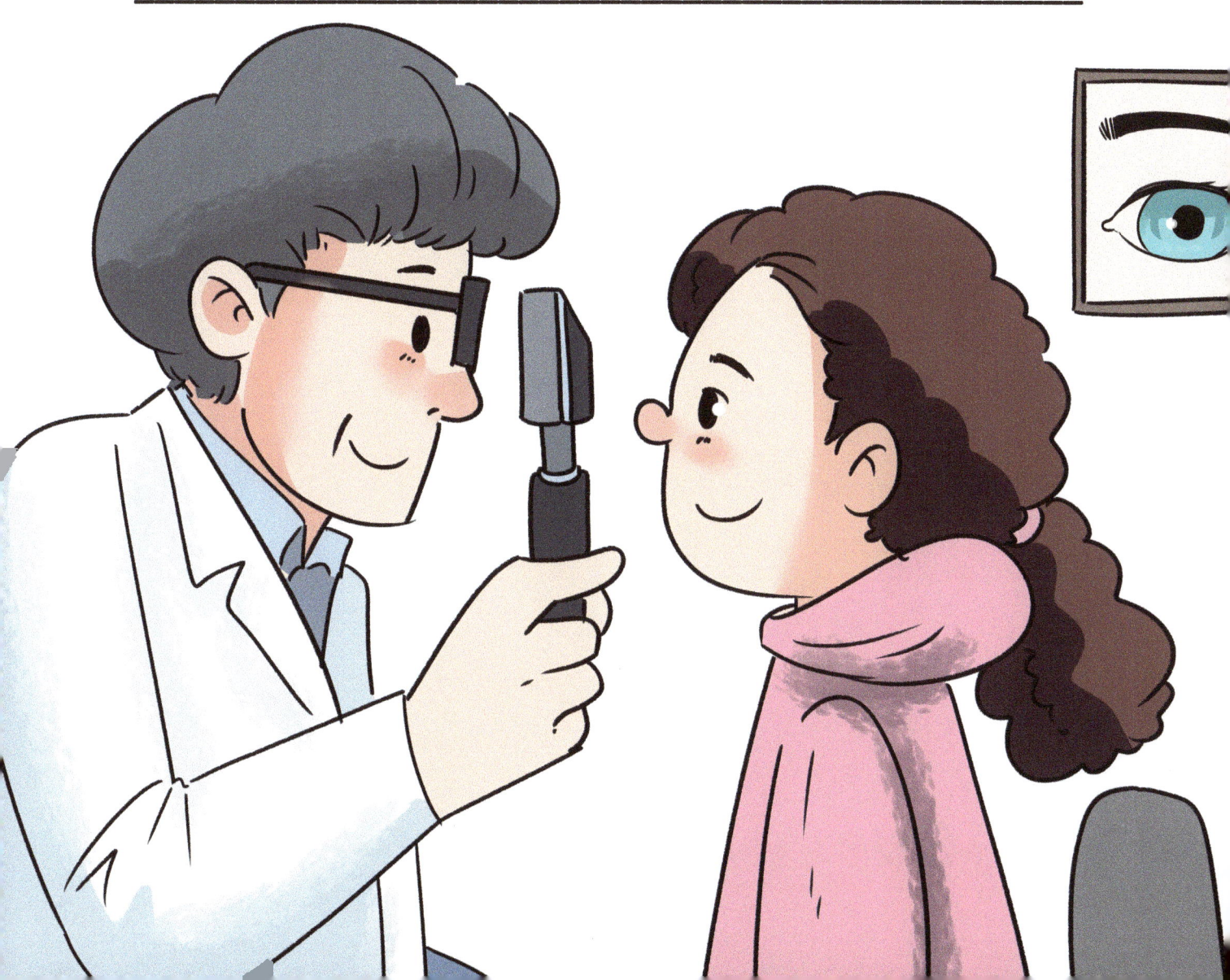

¿Qué harás después de tu cirugía ocular?

¿Una fiesta? ¿Una celebración?

¿Cuál es tu forma favorita de celebrar?

Dibuja o escribe tu plan de fiesta a continuación.

¡Que te recuperes pronto!

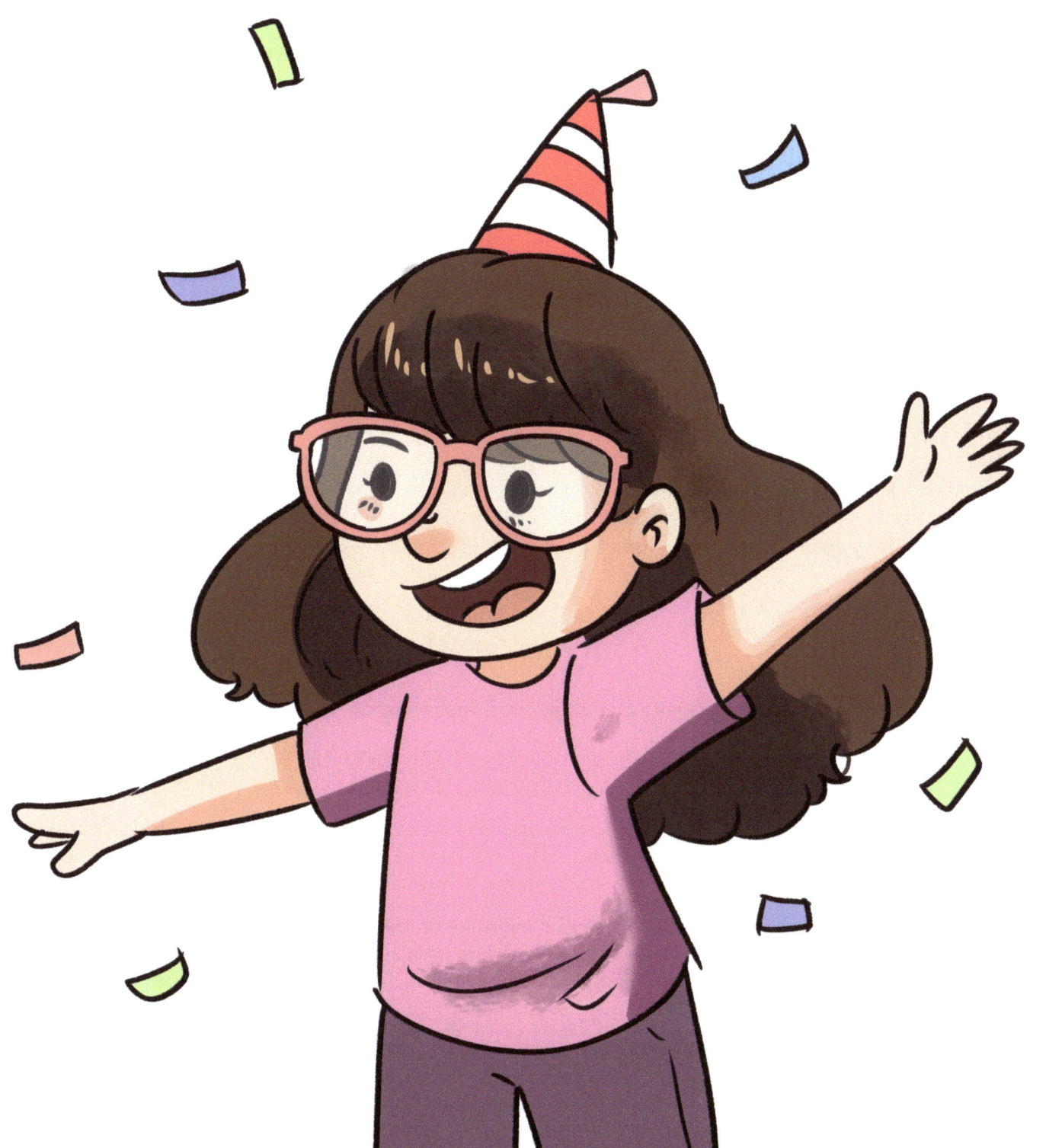

Notas para Padres/Tutores

• La colocación del catéter intravenoso (IV) en este grupo de edad suele realizarse después de que el niño está dormido en la sala de operaciones. En algunos casos, el catéter IV puede no ser necesario.

• Después de la cirugía, es común que los niños se sientan confundidos, desorientados o irritables, y pueden llorar, sollozar, patear, gritar o agitarse. Normalmente, la anestesia tarda aproximadamente una hora en desaparecer.

• Instrucciones/restricciones postoperatorias: El médico de su hijo(a) debe darle instrucciones específicas sobre (1) lo que su hijo(a) puede y no puede hacer durante el período de recuperación, (2) la duración de las restricciones postoperatorias, y (3) cualquier seguimiento posterior a la cirugía. Además, (4) debe indicarle qué observar y cuándo es necesario que regrese al hospital en caso de una emergencia. Si lo olvidan, por favor recuérdeles amablemente y obtenga estas instrucciones/restricciones antes de salir del hospital.

• Aplicación de gotas para los ojos: Mantén limpia la punta del frasco de gotas. Puede ser más fácil colocar las gotas en la esquina del ojo de tu hijo y luego pedirle que parpadee un par de veces para ayudar a distribuir la medicina. Antes de irte del hospital, puedes pedir al personal médico una pequeña botella de solución salina balanceada (SSB), para que tu hijo pueda practicar en un peluche y sentirse más seguro. La solución salina balanceada (SSB) también está disponible sin receta en la mayoría de las farmacias locales.

Aviso Legal

Por favor, ten en cuenta que las ilustraciones no están dibujadas a escala.

Este libro está escrito con fines informativos, educativos y de crecimiento personal, y no debe ser utilizado como sustituto de las recomendaciones médicas.

Por favor, consulta al médico de tu hijo si necesitan atención médica y para asegurarte de que la información en este libro se relaciona con la condición médica y las necesidades de tu hijo. No puedo garantizar que lo que experimente tu hijo sea exactamente lo que se discute en este libro.

El autor y el editor no son responsables, directa o indirectamente, de ningún daño, pérdida monetaria o reparación debido a la información en este libro. Al leer este libro, los lectores acuerdan no responsabilizar al autor, al editor y al traductor por ninguna pérdida como resultado de errores, inexactitudes u omisiones en este libro.

Por favor, ten en cuenta que la experiencia de tu hijo depende del lugar, la instalación, su condición médica y el equipo de atención médica. Utiliza este libro junto con las recomendaciones del médico de tu hijo. Gracias.

¿Este libro ilustrado ayudó de alguna manera a tu hijo(a)?
Si es así. ¡Cuéntame sobre su experiencia!

www.amazon.com/gp/product-review/B0FCCM57P4

Para otros títulos de libros, puedes visitar:

www.fzwbooks.com

Conectar con el Autor

Correo electrónico: books@fzwbooks.com
facebook/instagram: @FZWbooks

¡Disponible Ahora!

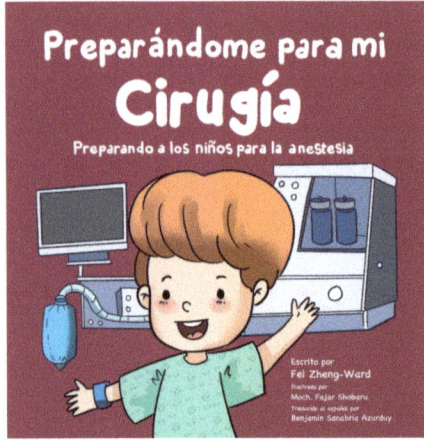
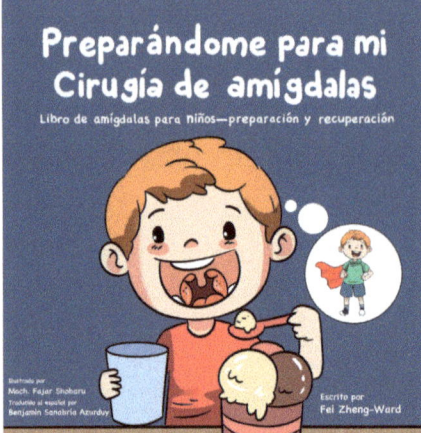
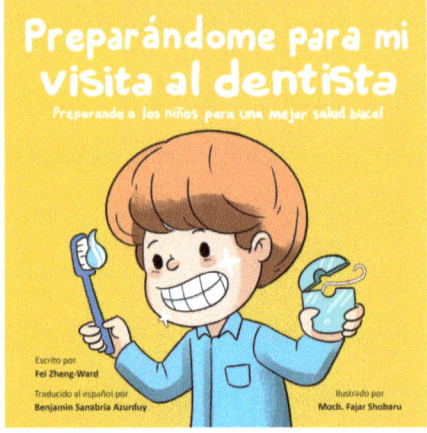
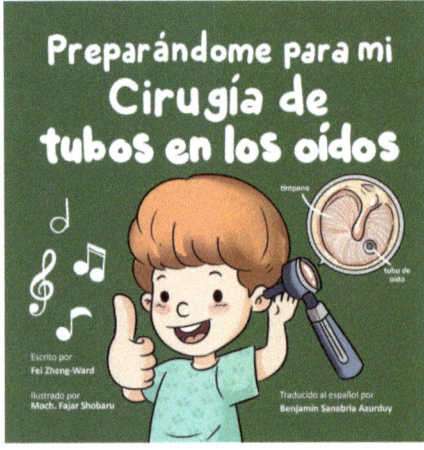
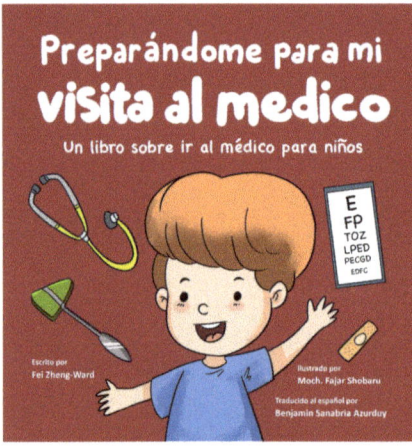
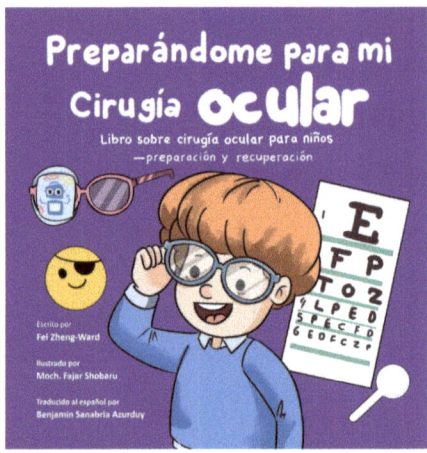
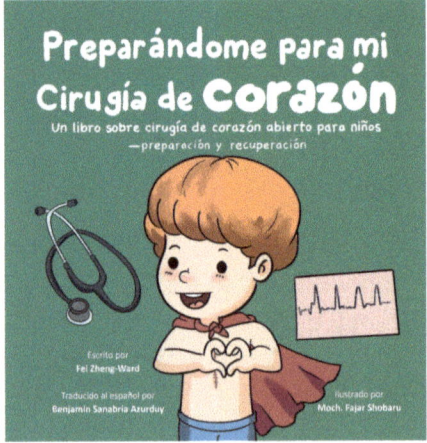
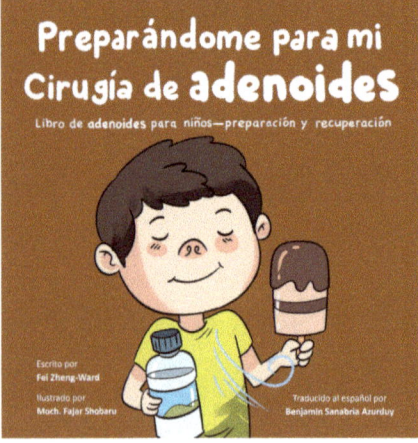
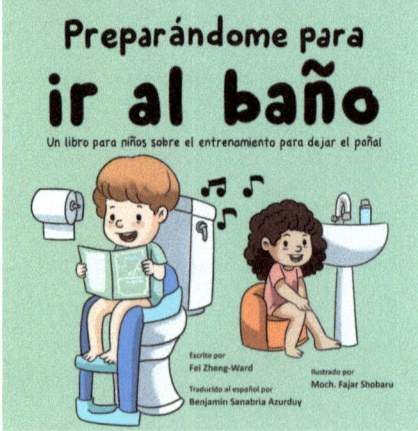

www.ingramcontent.com/pod-product-compliance
Lightning Source LLC
Chambersburg PA
CBHW040002040426
42337CB00032B/5190